AF349725

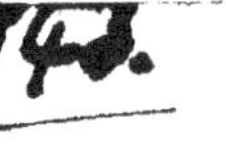

L'APPLICATION DU FEU

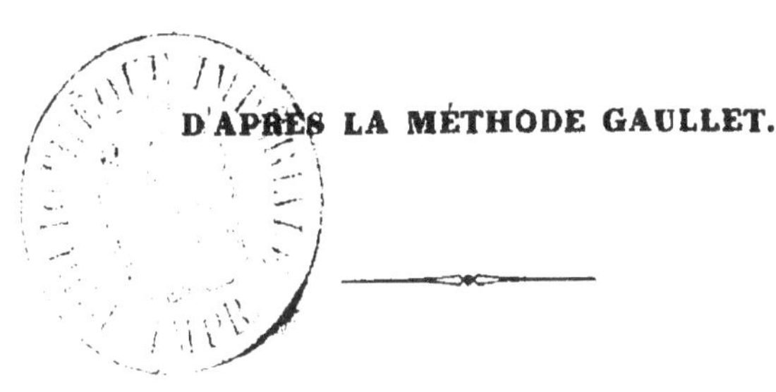

D'APRÈS LA MÉTHODE GAULLET.

L'application du feu est une des opérations que les vétérinaires pratiquent le plus souvent, pour remédier à certaines affections chroniques ayant, jusque-là, résisté à d'autres moyens thérapeutiques, ou pour les cas pathologiques qui réclament immédiatement son emploi.

C'est par suite de cette application si fréquente du feu, que nous croyons utile d'appeler l'attention de nos confrères de l'armée sur une méthode qui, bien qu'elle ne soit pas précisément nouvelle, n'est cependant pas assez vulgarisée, eu égard aux services réels qu'elle peut rendre, notamment dans la médecine vétérinaire militaire. — Nous voulons parler de la méthode Gaullet, que nous employons dans un grand nombre de cas, et que d'autres de nos collègues ont essayé avec succès d'après nos conseils.

Notre but sera atteint, si après avoir fait connaître les résultats favorables de ce mode de cautérisation, nous parvenons à la réhabiliter dans l'esprit des praticiens généralement prévenus contre elle, et à la relever surtout du jugement sévère des auteurs; de l'appréciation, notamment, d'abord de M. J. Gourdon, dans ses *Eléments de Chirurgie vétérinaire;* puis de M. Bouley, dans l'article Cautérisation, du *Nouveau Dictionnaire de Médecine et de Chirurgie vétérinaire*, qui, l'un et l'autre, condamnent ce procédé et semblent lui refuser toute possibilité d'application pratique.

Dans tous les cas, il nous sera permis de regretter que l'on ait si vite passé condamnation sur ce mode opératoire, de manière à le laisser presque complètement en oubli, au point que beaucoup de vétérinaires en ignorent aujourd'hui l'existence, et de désirer en outre que dans les écoles la démonstration pratique en soit désormais faite aux élèves.

Il n'est probablement pas nécessaire de rappeler que ce mode d'application du feu a surtout pour but d'éviter les tares indélébiles que laisse toujours après lui le feu en raies ordinaire.

« Gaullet, par ce moyen, dit M. Bouley, se propo-
» sait un but, celui de borner l'action du cautère à la
» surface extérieure de la peau, et, en ménageant les
» bulbes des poils, d'éviter ainsi les traces plus ou
» moins apparentes que le feu laisse toujours après lui,
» pour peu qu'il ait été mis avec force. Gaullet espé-
» rait que ce que le feu ainsi appliqué perdait en pro-
» fondeur, était compensé par l'étendue superficielle
» de son action. » (*Nouv. Diction. prat.*, art. Cautérisation, t. iii, p. 357.)

Ces traces laissées par le feu ordinaire, le plus habile praticien ne saurait les éviter. A plus forte raison seront-elles apparentes si le tracé est mal fait, si on produit des cicatrices larges et profondes, des dépilations partielles ou totales, des chutes de peau, etc. Le remède, alors, est pire que le mal, en ce qu'il est, lui-même, complètement irrémédiable; chose surtout fâcheuse pour nous, vétérinaires militaires, qui mettant souvent le feu aux chevaux de l'armée, ne saurions trop assurer le succès de l'opération et assez éviter que nos chevaux d'officiers et de troupe ne portent avec eux ces tares défectueuses qui, en rendant nécessaire la mise à la réforme, deviennent d'autant préjudiciables à l'Etat.

Ces considérations doivent suffire pour recommander la méthode Gaullet qui offre, dans la plupart des cas, des chances presque certaines de guérison, sans laisser de tares.

Il est bien entendu que nous ne voulons pas faire de ce mode opératoire une panacée infaillible; mais nous le conseillons comme moyen de guérir nombre de boiteries autres que celles causées par des tumeurs osseuses ou des ankyloses, par exemple, pour enrayer les dilatations synoviales, pour combattre les rétractions et les efforts tendineux et ligamenteux, les tiraillements musculaires et articulaires, les entorses récentes ou anciennes du boulet, les engorgements chroniques et lymphatiques des membres, les épaississements cutanés à la suite d'accidents, etc. Dans ces cas divers, il réussit certainement mieux que tous ces agents épispastiques vantés par la réclame, et qui, tout en coûtant fort cher, ne valent pas l'onguent vésicatoire; tels sont : les *feux anglais* et *français*, les *liqueurs ignée* et *cautérisante*, sans omettre le *Liniment Boyer*, etc., lesquels, tous, ont pour base la cantharide, alliée à des huiles essentielles, des acides et des sels caustiques, et produisent à peu près les mêmes effets.

A tous ces remèdes plus ou moins infaillibles —sur l'étiquette — nous préférons généralement l'emploi du feu, plus économique, d'abord, et toujours plus efficace. Aussi, n'étaient les traces que le feu laisse après lui, ferions-nous très-souvent notre guide de l'aphorisme si connu d'Hippocrate: *Quod medicamenta non sanant, ferrum sanat; quod ferrum non sanat, ignis sanat; quod ignis non sanat, insanabile.*

Avec la cautérisation par la méthode Gaullet, l'inconvénient principal du feu étant évité sans nuire à son efficacité définitive, nous n'avons pas besoin d'insister plus longuement sur les avantages de ce mode opératoire, et nous arrivons de suite à la question pratique.

Peut-être devrions-nous d'abord transcrire la description du procédé telle que la donne M. Gaullet. Mais cette description, qu'on trouvera dans le *Recueil de Médecine vétérinaire* (année 1828, page 569), ayant été reproduite textuellement d'abord par M. Gourdon, puis par M. Bouley, dont les ouvrages doivent être dans les mains des lecteurs de ce journal, nous pouvons nous dispenser de la donner de nouveau et nous contenter de faire connaître le mode opératoire que nous suivons actuellement.

Faisons d'abord observer que si, avant de lire les appréciations peu favorables dont elle a été l'objet, nous n'avions pas eu de notions pratiques sur la méthode Gaullet, peut-être nous serions-nous abstenu d'en faire l'essai. Mais ayant vu plusieurs chevaux opérés, les uns par M. Perrault, de Bourges, qui met en usage ce mode opératoire avec une rare habileté; les autres par M. Farine, de Nevers, qui a bien voulu nous initier à ce procédé, alors que nous étions à l'établissement de remonte, et qui, lui-même, l'avait appris de M. Perrault, nous avons cru pouvoir répéter la même expérience, dont le résultat nous a engagé à publier cet article, dans lequel nous compléterons les données de Gaullet, en indiquant quelques modifications rationnelles auxquelles nous attribuons, en grande partie, les succès que nous avons obtenus.

Voici maintenant l'opération telle que nous la pratiquons :

I. *Manuel opératoire*. L'animal est fixé debout, autant que possible, et contenu à l'aide des moyens ordinaires de contrainte, tord-nez, plate-longe, etc. Un aide lève un membre de devant, selon le côté à opérer, et on limite l'étendue où le cautère doit agir, en ayant soin de ne pas couper les poils. Le cheval maintenu, l'un des aides tenant la tête couvre l'œil du côté où l'on opère et appelle l'attention de l'animal par des caresses. Le cautère employé est celui de Gaullet. On le chauffe au rouge rose, plutôt qu'au rouge cerise, et on trace une première raie au milieu même de la surface à cautériser, en allant de haut en bas, sans chercher à suivre une direction rigoureusement droite; à 3 centimètres environ, on en trace une deuxième et ainsi de suite, de manière à couvrir totalement la partie qui doit être cautérisée.

On repasse ensuite une ou deux fois sur chacune des raies, rarement trois, ce qui est subordonné à l'irritabilité du sujet et à l'épaisseur de la peau, et dès que des gouttelettes apparaissent, on en provoque la sécrétion abondante en promenant le cautère à la manière objective; tout cela doit se faire rapidement et avec une main légère. Lorsque la sécrétion séreuse est égale partout et que le milieu des raies présente une teinte grisâtre ou même légèrement jaunâtre, chez les sujets lymphatiques surtout, on tourne le cautère sur son plat, toujours chauffé comme il a été dit; on le fait voyager sur les espaces compris entre chaque raie, avec rapidité et légèreté, de manière à obtenir la carbonisation des poils et à embrasser toute la surface à cautériser.

Jusque-là, l'animal semble éprouver une douleur assez vive; mais peu à peu il tombe dans un état plus ou moins complet d'insensibilité et d'immobilité, au point que le plus souvent le tord-nez devient inutile.

Pour terminer l'opération, on repasse partout une deuxième, une troisième fois, rarement une quatrième, sur chaque intervalle des raies, selon l'indication, c'est-à-dire, jusqu'à ce que l'exsudation séreuse soit générale, en évitant bien de passer de nouveau sur les raies tracées par le cautère.

En résumé, on juge que l'opération est terminée aux signes suivants :

1° Sécrétion séreuse très-abondante, accusée par la présence de gouttelettes sur toute la surface ; 2° apparition, sur les raies, d'une teinte brunâtre, tirant sur le jaune sale ; 3° soulèvement facile de l'épiderme avec l'ongle, si l'épaisseur de la couche carbonisée des poils permet de le faire ; 4° chaleur tiède, sensible à la main : signe moins sûr que les précédents.

Quant à la durée de l'opération, elle varie en raison de l'étendue de la surface cautérisée. Mais, règle générale, pour cautériser tout le pourtour d'un boulet, par exemple, ou la région tendineuse d'un membre antérieur, on n'emploie que 12 à 15 minutes et 20 au plus.

Quelques heures après l'opération, lorsqu'elle a été faite au degré suffisant, l'exsudation séreuse apparaît avec abondance ; les gouttelettes sont plus grosses et adhérentes à l'eschare ; la partie se tuméfie, l'animal manifeste de la douleur par le piétinement et, si on n'a eu le soin de l'attacher avec précaution, il cherche à se frotter ou à se mordre.

Au bout de 24 heures, l'exsudation séreuse est ralentie ; on remarque des traînées de gouttelettes aux parties déclives ; toute la surface est légèrement boursoufflée, le travail inflammatoire est manifeste tout autour et s'étend en haut et en bas du membre ; la douleur est vive ; il y a même chez certains sujets de la fièvre de réaction ; l'eschare se fendille et laisse suinter un léger mucus qui augmente les boursoufflures signalées. L'effet qui se produit alors est à peu près celui de l'onguent vésicatoire, tel qu'on l'observe après quelques jours d'application, à ce moment où il commence à sécher.

Jusque-là je me suis peu éloigné de la méthode Gaullet primitive, qui équivaut à une puissante vésication ; mais voulant encore en augmenter l'effet, j'ai songé à appliquer sur la partie, lorsque l'eschare est fendillée par suite du gonflement et que les vésicules séreuses sont desséchées, la préparation suivante :

P. sublimé. . . . . 5 à 6 grammes.
Alcool . . . , ... q. s. pour faire dissoudre.
Ensuite ce liquide est mélangé avec une cuillerée à bouche d'huile d'olive.

Au moment de m'en servir, j'ai soin de bien agiter ce mélange, et avec les barbes d'une plume, j'enduis toute la surface cautérisée. Cette quantité de mélange doit suffire pour trois applications successives, de douze heures en douze heures.

Cinq ou six jours après, l'inflammation se dissipe sensiblement, l'engorgement général et diffus diminue petit à petit ; des croûtes épaisses sont formées uniformément ; elles constituent, pour ainsi dire, un bandage ou manchon qui fait l'office de compresseur, et en dessous duquel l'épiderme durci, parcheminé, exerce une action analogue.

Vers le dixième ou le douzième jour, toute infiltration séreuse environnante est à peu près résorbée, la douleur ne se manifeste plus et la marche ne paraît plus être gênée que par la raideur causée par les croûtes. Notons que jusqu'à cette période, il est toujours prudent de maintenir l'animal dans une position telle qu'il ne puisse se mordre ou se frotter.

Les croûtes se fendillent en damier, elles commencent à se détacher ; le nouveau poil les élimine peu à peu ; et on facilite leur élimination par des applications d'huile ou de populeum.

Enfin, vers le quinzième ou le vingtième jour, toutes les croûtes doivent être tombées ; le poil est repoussé uniformément, et ce n'est plus qu'une affaire de temps pour que les traces de la cautérisation disparaissent tout-à-fait.

II. *Phénomènes physiques et physiologiques.* — Comme la brûlure et la cautérisation transcurrente au début, le feu Gaullet agit directement sur l'épiderme ; toutefois avec la différence que, par le fait de la carbonisation des poils, il se forme sur la peau, avec la matière grasse, pyrogénée et mauvaise conductrice du calorique, une sorte de plastron qui transforme l'opération en cautérisation médiate.

Par le feu transcurrent, on attaque d'abord l'épiderme, puis la première couche dermique, pour atteindre encore plus profondément, selon que l'opération est poussée du premier au troisième degré. On agit aussi vigoureusement sur les houppes nerveuses et les bulbes pileux que l'on désorganise, de même que sur les vaisseaux capillaires; en un mot, par ce procédé, tout le réseau vasculaire et nerveux se trouve compromis. Par la méthode Gaullet, modifiée comme nous l'avons indiqué, on détermine un travail inflammatoire qui a lieu de *dehors en dedans :* la congestion des capillaires est générale et l'infiltration du tissu cellulaire est uniforme; et si, comme on l'admet, la sérosité qui se trouve entre la peau et les tissus sous-cutanés agit en comprimant, de manière à former obstacle, par exemple, au développement des tumeurs synoviales, cette compression doit être alors plus forte, vu qu'à l'extérieur l'eschare, assez résistante et générale, empêche la dilatation de la peau.

Quant aux modifications de vascularité, elles ne doivent plus être les mêmes que dans le procédé ordinaire, c'est-à-dire, qu'au lieu de détruire les vaisseaux capillaires et les divisions nerveuses, on se borne à surexciter celles-ci et à dilater les capillaires qui peuvent alors livrer passage à une plus grande quantité de liquides affluents, suivant l'aphorisme : *ubi dolor*, *ibi fluxus ;* et ce qui prouve que les choses se passent ainsi, c'est l'abondance et la plus grande durée de l'exsudation séreuse qui suit l'opération.

Après le feu transcurrent, comme l'observe M. Bouley, « l'infiltration du tissu cellulaire présente un inconvénient sérieux, celui de distendre la peau, sou-

» vent à l'excès ; les sillons creusés par le cautère sont
» élargis et les cicatrices ont une plus grande étendue
» superficielle. »

Il n'en est pas de même avec le feu à la Gaullet ; l'infiltration qui se manifeste pendant vingt-quatre heures, et même encore passé ce délai, étant plus diffuse et occupant une plus grande étendue, ne produit pas sur la peau de distension nuisible, en même temps que la conservation de son système vasculaire la préserve de cicatrices défectueuses. Enfin, le travail inflammatoire étant accru, surtout après l'addition de l'agent épispastique, l'effet thérapeutique doit se trouver augmenté d'autant.

En résumant ce qui précède sur les phénomènes produits par le feu Gaullet, nous aurons, comme effets primitifs : 1° cautérisation externe et sur l'épiderme, de manière à produire ce que l'on remarque dans les cautérisations immédiate et médiate ; 2° exsudation séreuse illimitée sur toute la surface cautérisée ; 3° formation de croûtes épaisses et dures ; 4° dessèchement et élimination de ces croûtes au fur et à mesure que le poil repousse.

Comme effets consécutifs : 1° terminaison de l'inflammation par résolution ; 2° diminution du volume de la région cautérisée, vers le quinzième ou le vingtième jour ; 3° modification des tissus anormaux ou résorption des liquides en trop grande abondance ; 4° souplesse et élasticité de la peau dans le cas d'épaississement ou d'adhérence ; enfin, guérison, le plus souvent, sans laisser de traces apparentes de l'opération lorsqu'elle a été dirigée méthodiquement.

Voici maintenant quelques observations pratiques à l'appui des données qui précèdent :

III. *Faits observés.* — Je citerai d'abord huit cas d'*engorgements des membres*, par suite de diverses causes.

1re Obs. — Le 15 septembre 1861, une jument, âgée de 10 ans, propre au trait, m'est présentée, offrant depuis plus de six mois un engorgement du membre postérieur gauche, s'étendant depuis le jarret jusqu'au bas du boulet. De temps à autre, on remarquait une légère diminution du volume, surtout vers le haut, et seulement lorsque la bête était au travail, car après un jour de repos, la tuméfaction reparaissait comme auparavant ; l'animal n'éprouvait aucune douleur apparente, et par conséquent il n'y avait pas signe de boiterie, mais seulement un peu de gêne au commencement de la marche.

J'avais déjà essayé contre cet engorgement atonique des révulsifs locaux et généraux, tels qu'applications vésicantes, purgatifs, etc., mais sans aucun résultat. Je dus me décider à mettre le feu, et me souvenant alors du procédé que j'avais vu mettre en pratique par M. Perrault, je pris la résolution d'en faire l'essai sur la jument en question.

L'opération, faite avec les modifications que j'ai décrites, a donné les résultats les plus satisfaisants et tout à fait concluants. Aujourd'hui le membre est aussi net que l'autre ; il n'y a pas la moindre trace de cautérisation, et depuis je n'ai jamais remarqué le plus petit engorgement.

2° OBS.—Une jument, âgée de 7 ans, entre à l'infirmerie pour un coup de pied à la face interne du jarret droit (10 janvier 1862). Il y a plaie articulaire, un peu en avant et au-dessous de la crête tibiale ; l'écoulement synovial a lieu par jet à la moindre flexion du membre ; enfin, tous les caractères d'une vive inflammation se manifestent. Après avoir pris les mesures nécessaires pour prévenir toutes complications, j'appliquai un large vésicatoire, et l'animal, soumis à un régime approprié à son état, fut maintenu au repos absolu. Quinze jours après, le vésicatoire se détachait par plaques et la plaie articulaire était cicatrisée, mais il restait un fort engorgement cutané. Je laissai au temps, aidé d'un exercice journalier, le soin de dissiper cet engorgement. Aucune amélioration ne se faisant présager, je mis le feu à la Gaullet dans les premiers jours de février. Aujourd'hui, on ne saurait reconnaitre qu'il a été fait usage du cautère, et de l'accident, il ne reste d'autre marque qu'une légère cicatrice au point où a porté le coup de pied.

3ᵉ OBS. — Un cheval de 8 ans, appartenant à un officier des pontonniers de la Garde, m'a été présenté en février 1862 pour un engorgement chronique du boulet antérieur gauche, cause d'une certaine difficulté dans la marche simulant la boiterie. Le feu Gaullet a été appliqué, et aujourd'hui on ne remarque aucune trace de l'opération; le membre est tout à fait net; il n'y a jamais eu depuis apparence de boiterie.

4ᵉ OBS. — Un cheval de 6 ans, monté par un officier du train d'artillerie de la Garde, m'a été présenté à peu près à la même époque, avec un engorgement du jarret droit. A l'examen, on reconnaissait un épaississement cutané déjà ancien ; l'animal ne manifestait aucune douleur, seulement il y avait à supposer que cet état persisterait. Au lieu d'employer les vésicants qui, peut-être, auraient amené la résolution, je cautérisai comme précédemment, et quelques semaines après, on ne remarquait aucune trace de l'opération, le jarret étant revenu comme à l'état normal.

5ᵉ OBS. — Un cheval de 7 ans, de troupe et de l'escadron du train d'artillerie de la Garde, m'est présenté le 2 février dernier, avec le membre postérieur gauche très-engorgé et douloureux. La boiterie est très-forte; on aperçoit à la face interne et au-dessus du boulet une tumeur assez circonscrite, de la grosseur d'un œuf; au toucher, l'animal se défend, les ganglions lymphatiques de la face interne de la cuisse se dessinent. On constate de plus un état de souffrance générale : il y a de la fièvre, de l'inappétence, de la soif; le pouls est dur, vibrant; les conjonctives sont colorées; la bouche est sèche, le malade se couche volontiers. Cet état général de malaise, avec fièvre de réaction non encore bien caractérisée, accompagné d'un travail inflammatoire local, me faisait craindre l'existence du farcin à l'état aigu.

Je prescrivis la diète, des couvertures, des boissons calmantes, et attendis le moment favorable pour faire une saignée générale. Le lendemain, le malade paraît moins souffrant, mais l'engorgement du membre a progressé ; on remarque que les poils se hérissent; il y a un léger suintement séreux ; la peau est chaude, et dans certains endroits elle est dure et œdématiée. Je crus pouvoir alors me prononcer pour une congestion sanguine localisée entre le jarret et le boulet.

Des scarifications furent faites sur plusieurs parties du membre; l'écoulement sanguin est provoqué par des lotions tièdes ; on administre 500 grammes de sulfate de soude.

Du 5 au 12, on fait des lotions aromatiques, on tient le membre bien chaudement et on fait suivre un régime rationnel, tout en agissant avec des révulsifs à l'intérieur.

Vers le 20, le mieux est sensible; il y a dépilation partielle et par larges plaques; la peau est ridée, furfuracée, mais conserve encore une épaisseur anormale et ne revient pas à sa souplesse habituelle; l'exercice journalier, les frictions stimulantes diverses ne produisent aucune amélioration. J'ai recours au feu Gaullet. L'opération est pratiquée le 7 avril, en présence de MM. Moser, vétérinaire civil à Versailles, et Martin, vétérinaire en premier au régiment d'artillerie de la Garde. Aujourd'hui (20 juin), le cheval a repris son travail, le membre est revenu à son état naturel et n'offre aucune trace de cautérisation.

6ᵉ Obs. — Un autre cheval, de 8 ans, a conservé, par suite d'un coup de pied en avant du canon postérieur gauche, un épaississement de la peau qui cause de la gêne dans les allures. L'emploi du vésicatoire étant resté sans effet, le feu fut appliqué, et six semaines après l'opération tout avait disparu et le poil repoussait partout.

7ᵉ Obs. — Un cheval de 4 ans conserve un engorgement

gourmeux au jarret gauche ; l'articulation n'est pas libre ; le tissu cellulaire est infiltré tout autour. Le feu est appliqué selon le mode signalé, et en ce moment on ne remarque rien qui fasse supposer l'état primitif du jarret, non plus que la cautérisation qui a été pratiquée.

8ᵉ Obs. —Un cheval de 12 ans m'est présenté avec le boulet postérieur droit plus volumineux que le gauche; on ne remarque pas de boiterie bien sensible, mais l'articulation n'a pas tout le jeu voulu. Cet état, dû à une infiltration chronique sans cause connue, est surtout désagréable à l'œil. La cautérisation, comme pour les cas précédents, a ramené le boulet à son volume normal, sans laisser aucune trace.

A ces cas fort simples en eux-mêmes, mais fort communs dans la pratique, nous en joindrons quelques autres d'un caractère plus grave.

9ᵉ Obs. — 1º Une jument de 8 ans est atteinte d'un engorgement chronique très-prononcé du tendon antérieur gauche. Au toucher, on sent un point dur et diffus, occupant le tiers inférieur du canon ; la boiterie est forte, surtout au trot. Déjà traitée par des applications vésicantes et fondantes, la tumeur n'en persiste pas moins. Par le feu Gaullet, on obtient une guérison complète deux mois après son application.

10ᵉ Obs. — 2º Une forte jument de trait offre une rétraction tendineuse au membre antérieur droit. Le boulet est porté en avant, la boiterie est très-prononcée. Une ferrure convenable est d'abord appliquée, la cautérisation est faite ensuite sur tout le trajet du tendon, y compris le boulet. Deux mois après, c'est à peine si on remarque de la claudication ; le tendon est devenu plus souple, et le boulet a repris sa direction normale.

11ᵉ Obs. — 3º Un cheval d'officier du 6ᵉ de cuirassiers, qui avait subi les fatigues de l'entraînement, est amené à notre confrère Pallon, vétérinaire en 1er. Cet animal boitait du membre antérieur gauche, par suite d'une rétraction du tendon. Le feu est appliqué immédiatement ; vingt jours après, il n'y a plus apparence de boiterie et le poil est repoussé également partout.

12e Obs. — 4° Une jument de 11 ans était menée au clos d'équarrissage pour une boiterie *incurable* du membre antérieur gauche, par suite d'un raccourcissement tendineux porté au plus haut degré. Le mal existait depuis quatre ans, comme on pouvait en juger, du reste, par l'état du sabot, dont la pince était rétrécie, pointue, relevée, et dont les quartiers étaient évasés et les talons très-hauts et élargis. Le boulet est porté tout à fait en avant, le tendon offre une saillie dans son milieu, les gaines synoviales sont saillantes ; enfin, l'angle formé par le genou est de 15 à 20°.

Comme depuis plusieurs mois la bête ne rendait aucun service et que jamais on n'avait pu réussir à l'utiliser pour la reproduction, le propriétaire s'était décidé à la faire abattre.

Cherchant l'occasion d'un cas à peu près semblable pour essayer un appareil dont je m'occupe depuis longtemps et duquel je rendrai compte plus tard, quand l'expérience m'aura mieux démontré son efficacité, j'achetai cette jument, et en présence de MM. Martin, Pallon, Bonnard, vétérinaires en 1er, j'opérai la ténotomie le 3 avril.

Ramenée à l'écurie et disposée convenablement, cette jument resta vingt-huit jours avec l'appareil, et trois semaines après son enlèvement, la cautérisation fut faite tout autour du membre jusqu'au paturon.

Devant revenir une autre fois sur cette opération et donner la description d'un nouveau moyen de contention et d'extension pour les accidents des membres antérieurs, je ne ferai que signaler l'effet du feu, qui a puissamment contribué à l'amélioration obtenue. Actuellement, le sujet est employé à des travaux légers et au pas; et si la boiterie n'a pas disparu complètement, l'appui est plus direct, la marche plus facile.

Je pourrais citer encore treize à quatorze cas de cautérisation à la Gaullet, pratiquée avec succès sur des chevaux de l'administration du Chemin de fer Américain de Versailles, et qui sont à la connaissance de M. Moser, vétérinaire chargé de ce service. Mais comme ils n'ajouteraient rien aux notions qui précèdent, je les passe sous silence, me bornant à indiquer que la plupart sont relatifs à des efforts tendineux, des distensions de gaînes synoviales, des entorses récentes et anciennes du boulet. Je ne mentionnerai pas non plus, pour ne pas trop allonger ce Mémoire, un certain nombre d'observations dues à MM. Martin et Bonnard, vétérinaires en 1er, qui ont obtenu du feu Gaullet des résultats confirmant de tous points ceux que j'ai obtenus moi-même, et qui me semblent de nature à faire mettre hors de doute un mode de cautérisation jusqu'à ce jour mal connu et trop peu apprécié.

Saint-Germain-en-Laye, Imprimerie de H. PICAULT, rue de Paris, 27.

www.ingramcontent.com/pod-product-compliance
Lightning Source LLC
LaVergne TN
LVHW010909180726
843502LV00010B/4040